GUÉRISON

DE

LA GOUTTE, DE LA GRAVELLE

ET DES

CALCULS BILIAIRES

PAR

LE DOCTEUR QUARANTE

CHEVALIER DE LA LÉGION D'HONNEUR

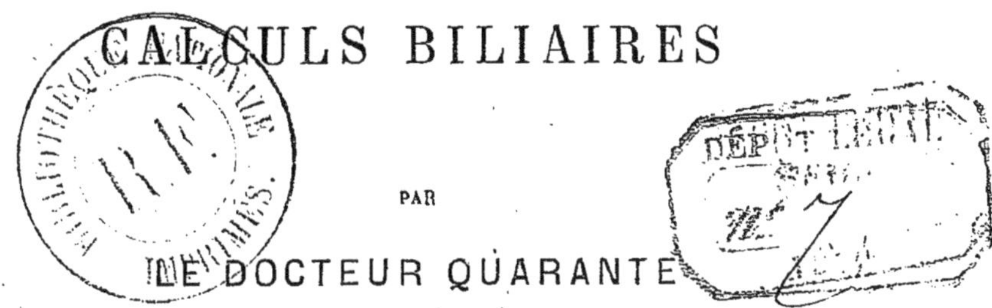

Prix : 1 fr.

PARIS

AMYOT, LIBRAIRE-ÉDITEUR

8, RUE DE LA PAIX, 8

TABLE DES MATIÈRES

LA GOUTTE

« Castigat *dolendo* mores. »

Qu'est-ce que la Goutte ?

Question souvent discutée et dont la solution avait été rendue bien difficile par les hypothèses aventureuses des anciens.

Aujourd'hui, dans les sciences physiques et naturelles, l'observation et l'expérimentation ont remplacé les hypothèses, et la médecine, au xixe siècle, grâce aux découvertes de la chimie et de la physiologie, et à l'emploi d'une méthode plus sûre, a pu résoudre bien des problèmes.

La Goutte est une affection qui a pour cause une dyscrasie particulière des liquides organiques résultant d'une anomalie de la nutrition ; elle produit des concrétions, désordre dû à la faiblesse, à la perversion de la digestion, au mauvais état de la chylification.

La maladie arthritique tout entière n'est qu'un effort continuel de la nature, élaborant ce principe morbifique et tendant à l'éliminer.

Si l'économie a assez de forces, si elle est assez énergique, elle parvient, par la fièvre, réaction naturelle, à opérer une crise complète, générale ou locale, et le malade se trouve guéri de ses accès pour un temps plus ou moins long. Si, au contraire, cette énergie fébrile et réagissante fait défaut, les éléments morbifiques restent fixés dans les parties extérieures, et c'est alors que se déclare la Goutte chronique qui finit par attaquer l'organisation de ces mêmes parties et souvent les détruire, ou bien cet élément morbifique se jette sur des organes intérieurs et donne ainsi naissance à la maladie goutteuse atonique, larvée, rétrocédée.

Le nom de Goutte est né au moyen âge ; pour la première fois il parut dans un écrit de Radulfe en 1270 : on supposait alors que cette affection était catarrhale et consistait dans l'afflux d'un liquide distillé *goutte à goutte* sur le lieu malade. Cette dénomination, quoique bizarre et antiscientifique, a pris rang dans le langage médical de l'Europe.

Hippocrate désignait cette affection sous le nom de *mal articulaire*. Ses successeurs grecs et latins l'ont qualifiée différemment (podagre, chiragre, gonagre, etc...,) selon l'articulation que le mal occupait.

Les dénominations nombreuses que chaque siècle a imaginées n'ont pas résisté à l'usage et, depuis le moyen âge jusqu'à nos jours, on a désigné cette maladie sous le nom de *Goutte* et longtemps encore, si ce n'est toujours, elle conservera ce nom qui peut, il est vrai, donner une idée fausse de l'origine du mal, mais qui n'est pour le praticien qu'une expression convenue sans interprétation technique.

L'essence de la Goutte établit une différence complète et originelle entre la Goutte et le rhumatisme. La Goutte procède de dedans en dehors par une lésion, une perversion de la nutrition ; le rhumatisme procède de dehors en dedans par lésion, perversion ou suppression des fonctions cutanées, de la transpiration qui se fait normalement à travers le tamis de la peau.

La Goutte est une maladie développée dans l'intérieur de l'organisme même ; l'organisme l'élabore d'une manière critique et la nature cherche à s'en débarrasser, à la rejeter au dehors. Ses phénomènes critiques prennent les noms d'accès ou d'attaques de Goutte et doivent être considérés uniquement comme symptômes d'un état morbide enraciné dans l'organisme, d'une diathèse en un mot. Le rhumatisme, au contraire, est une maladie qui a pénétré du dehors dans l'organisme par la suppression des fonctions et de l'excrétion de la peau, maladie qui demeure par conséquent toujours plus extérieure et dans l'essence de laquelle il entre de ne point troubler les fonctions intérieures, notamment le travail de la digestion et de l'assimilation.

La Goutte est toujours accompagnée d'une anomalie spéciale de la matière organique, de la production d'une matière morbifique calcaire. Rien de semblable n'a lieu dans le rhumatisme où il n'y a d'autre principe morbifique matériel que la sérosité retenue (au lieu d'être excrétée par la peau) entre les couches musculaires, entre les aponévroses et les tissus sous-jacents et même dans certaines membranes enveloppantes.

Goutte aiguë. — La Goutte aiguë se traduit par des douleurs dans les articulations avec gonflement inflammatoire. La Goutte chronique est celle qui se traduit par des douleurs moins vives avec tuméfaction moins considérable et qui dégénère le plus souvent en nodosités et concrétions tophacées : en même temps il y a dérangement de la digestion, dyspepsie, apepsie, obstructions.

La maladie ne suit pas toujours cette marche régulière, et l'affection goutteuse, véritable protée, peut atteindre un malade d'une façon occulte, larvée, sous le masque de grand nombre de maladies chroniques ne se traduisant, comme Goutte, que par quelques symptômes incomplets. De là bien des erreurs dans le diagnostic.

La Goutte aiguë, tonique, normale, régulière, est celle qui produit des accès réguliers, fébriles, se terminant par de vraies crises, paraissant par intermittences avec ou sans périodicité, mais le plus souvent avec périodicité de saisons. L'affection locale consiste en un dépôt de la Goutte accumulé dans un organe quelconque, se résorbant le plus souvent, mais persistant quelquefois. Ces accès durent, selon le traitement, de trois à quatre jours à un mois, six semaines, parfois avec des récidives. Ils parcourent des périodes d'augment, d'état et de déclin et se terminent par des sueurs acides et des sédiments urinaires blancs, crétacés ou rougeâtres, selon la nature chimique des dépôts.

Parfois cette Goutte est erratique, se promène d'articulation en articulation, abandonnant son point de prédilection, les gros orteils; dans ce cas d'accès ambulants, il faut craindre les rétrocessions, c'est-à-dire que la Goutte ne se jette sur les organes internes et n'en trouble les fonctions; c'est pourquoi il faut employer avec énergie le traitement rationnel interne et se méfier des applications topiques, qui trop souvent, en soulageant la partie affectée, sans guérir la cause, donnent lieu à des métastases des plus dangereuses.

Souvent les accès de Goutte régulière, au lieu de se terminer par des sueurs ou des sédiments urinaires, se terminent par des exanthèmes de longue durée ou par une salivation critique très-abondante. Les accès de la Goutte aiguë, régulière, paraissent de préférence dans le voisinage des équinoxes.

Goutte chronique. — La Goutte chronique, atonique ou irrégulière, est caractérisée par des accès revenant à des époques indéterminées; ils ne sont point ou presque point accompagnés de fièvre. La durée de ces accès peut varier de quelques semaines à une année même; les symptômes, en ce cas, se transportent d'un siége à un autre, en un instant, sans règle suivie.

Goutte noueuse. — La Goutte noueuse n'est guère que la conséquence de la goutte chronique, irrégulière. Les produits morbifiques vont se déposer dans les articulations, forment des nodosités, des tophus, gênent les mouvements, les rendent parfois presque impossibles.

Goutte occulte. — La Goutte occulte ou larvée, anormale, anomale, ne procède en rien comme l'affection type. Elle peut agir par rétrocession lorsqu'elle était déjà développée à l'extérieur et qu'elle se jette sur des parties internes; ou bien par obstacle au développement de la goutte, à son dépôt, à son élimination; ou par sa rétention dans l'estomac (son vrai laboratoire) en déterminant alors tous les désordres qui peuvent résulter de la perversion complète des fonctions digestives.

Pour diagnostiquer la Goutte en pareils cas, il faut non-seulement constater les quelques symptômes qui peuvent en trahir l'existence, tels que douleurs pasagères dans les articulations, analyse chimique de l'urine, examen des dépôts, mais, il faut aussi s'enquérir des antécédents individuels et héréditaires.

Goutte par rétrocession. — La Goutte par rétrocession peut se produire par refroidissement, applications inopportunes des topiques résolutifs sur les articulations malades. Souvent ces applications sont restées inoffensives en apparence pendant plusieurs accès parce que la nature suppléait, par des éliminations, à la résorption de la matière morbifique. Mais une autre fois le malade, moins heureux, est fort étonné que la métastase de son affection goutteuse se produise après ce mode de traitement externe. C'est qu'alors son pouvoir éliminateur naturel a diminué et, si un traitement rationnel interne ne le lui restitue, il court de grands risques.

Aussi, dans le traitement, ne saurais-je trop insister sur l'abstention complète de moyens externes prétendus curatifs; ils ne peuvent guérir, ils ne font que déplacer, et le danger du déplacement est immense. Tout ce que le malade peut se permettre, c'est d'employer des huiles légèrement tièdes et parfois un peu laudanisées; ces topiques ne font qu'assouplir les tissus enflammés ou les anesthésier, ils ne sont donc pas dangereux.

L'indication de l'existence antérieure d'un accès, supprimé subitement, suffira pour compléter ou créer le diagnostic de la Goutte rétrocédée. La Goutte métastatique peut se traduire par les maladies les plus variées, se fixer sur l'estomac, le cerveau, la poitrine, l'abdomen, le système lymphatique et produire même alors des hydropisies.

Les causes de la Goutte sont nombreuses; c'est de leur examen que l'on peut déduire le principe que j'ai établi dans ma définition, que cette maladie était due à un vice de la nutrition *par excès d'alimentation ou pauvreté dynamique des fonctions de l'estomac.*

Qui ne sait que les excès de table engendrent cette affection et que l'oisiveté les complète par la réplétion acquise et le manque d'équilibre dans la déperdition? L'abus des vins, surtout de ceux qui sont acides, le défaut de modération dans les plaisirs de l'amour, surtout lorsqu'à des excès prolongés succède brusquement la continence, sont des causes connues; on peut leur ajouter l'humidité de l'air et des habitations, la suppression d'hémorrhagies habituelles (hémorrhoïdes, cessation des règles); rarement les femmes sont goutteuses avant la ménopause.

Par dessus toutes ces causes, donnons la première place à l'hérédité dont l'influence, en pathologie, ne peut mieux se manifester que dans la Goutte. On peut dire que toujours, à défaut même d'autre succession, l'on hérite de l'estomac de ceux qui vous ont engendré.

Les anciens avaient prétendu que la Goutte était produite par la rétention du liquide spermatique; on peut répondre à cette fausse hypothèse que les eunuques sont sujets à cette maladie.

L'estomac est le milieu dans lequel la Goutte est créée. Un excès de nourriture qui outre-passe les forces de l'assimilation naturelle et qui procure une quantité de sang plus grande que celle qui est nécessaire aux besoins du corps : tel est le fondement matériel de la maladie. Dans les exemples d'attaques soudaines inattendues, au moment où le malade se considère comme jouissant de la meilleure santé possible, on le voit communément poursuivre son genre de vie peu réglé, d'où naît un état de réplétion qui, insidieusement, se change en un accès de goutte. La pesanteur spécifique plus grande de l'urine, provenant de l'augmentation de ses principes, phénomène constant pendant un paroxysme, paraît être une preuve certaine que les vaisseaux sont surchargés d'un sang qui pèche par sa quantité et aussi par sa qualité. On a remarqué aussi que, pendant le paroxysme, il y a, par comparaison avec l'état de santé, une sécrétion extraordinaire de l'urine et de tous les autres principes salins de l'urine. Il arrive un moment où la sécrétion urinaire, devenue insuffisante pour l'élimination de tout l'azote importé dans le corps par une nourriture démesurée, le laisse déposer sous forme d'acide urique, et suscite l'imminence des affections goutteuse et calculeuse. Voici les faits qui ont servi à étayer cette théorie chimique de la Goutte. L'acidité très-forte de l'urine, l'augmentation de la quantité normale d'acide urique ou d'urates dans ce liquide, la fréquence de la gravelle d'acide urique, la présence insolite ou accrue de ce produit dans le sang des goutteux, conduisent à penser que la cause probable de la diathèse goutteuse est précisément l'excès d'acide urique dans les liquides de l'organisme. Cette étiologie de la Goutte a déjà été signalée en 1787 par Murray et Forbes, en 1805 par Parkinson, et en 1810 par Wollaston.

Certains excès sont placés, par tous les auteurs, au rang des causes de la Goutte. Ils sont le sujet de vers latins et grecs, et d'une foule de citations qui consacrent l'influence funeste de Vénus et de Bacchus sur le développement de la maladie. Sans attaquer une aussi vieille croyance, je dirai seulement que ces excès n'agissent que comme cause débilitante.

Enfin la diminution de la transpiration cutanée, admise par un grand nombre de médecins comme occasionnelle de la maladie, quoiqu'elle n'ait été démontrée par aucune expérience rigoureuse, mérite qu'on en tienne compte.

Il est souvent difficile de démêler la part d'influence qui revient à chacune des causes qui viennent d'être énumérées. La dyspepsie, par exemple, qui est souvent déterminée par une alimentation excessive, peut également se produire sous l'influence du défaut d'exercice musculaire ou d'insuffisance dynamique de l'estomac. La Goutte et la Gravelle attaquent rarement les individus livrés aux travaux corporels, ainsi que ceux qui se nourrissent presque exclusivement d'aliments tirés du règne végétal. On sait, en effet, que la Goutte et la Gravelle sont rares chez les habitants des campagnes, qui fatiguent beaucoup et mangent peu de viande, tandis qu'elles sont, au contraire, fréquentes chez les gens qui abusent des mets fortement épicés, et qui ont pour habitude de prendre une quantité d'aliments bien supérieure à celle qui leur est nécessaire.

Ce dernier fait s'explique aisément, si l'on remarque que la trop grande abondance d'aliments, principalement lorsqu'ils sont riches en azote, contribue à produire un excès d'acide urique ; et l'on connaît l'influence de cet excès sur le développement de la Goutte et de la Gravelle.

Ce n'est pas seulement la trop grande abondance des aliments, mais encore la manière dont s'effectue leur assimilation, qu'il faut considérer ici : toutes choses égales d'ailleurs, la Goutte a plus de tendance à se produire lorsque les fonctions digestives s'accomplissent mal.

Il importe de déterminer les caractères de cette dyspepsie, qui, à la longue, fait naître la diathèse goutteuse et provoque par la suite le développement des manifestations locales de la Goutte. Plusieurs formes de dyspepsie atonique, qui entravent seulement la formation du chyle, et qui, par suite, n'ont d'autre effet que d'affaiblir le mouvement de la nutrition, ont sous ce rapport peu d'influence, tandis que les variétés de dyspepsie qui aboutissent à la formation d'un excès d'acide urique dans l'organisme ont, au contraire, une grande tendance à produire la Goutte. Le chyle, mal élaboré, se charge de ces matériaux anormaux; cette viciation du liquide nourricier produit tous les désordres.

L'observation clinique a fait reconnaître que, dans certaines dyspepsies, la formation d'acide urique reste au-dessous du taux normal, tandis que, dans d'autres, elle est au contraire excessive. C'est seulement dans les cas du dernier genre qu'on peut s'attendre à voir naître la Goutte et la Gravelle. Le ralentissement du cours du sang dans la veine-porte et la congestion hépatique sont des accompagnements fréquents de cette forme de dyspepsie qui précède la Goutte.

Chez les sujets goutteux, principalement lorsqu'il s'est déjà produit plusieurs accès, il n'est plus guère possible de reconnaître les caractères de l'état dyspepsique qui a marqué le début de la maladie. En effet, si la formation d'un excès d'acide urique est une des conséquences d'une assimilation imparfaite, réciproquement la présence dans le sang d'un excès d'acide urique peut donner naissance à une dyspepsie secondaire, et provoquer ainsi les symptômes gastriques prémonitoires des accès si communément observés chez les goutteux.

Voici, en résumé, quels sont les caractères les plus importants de l'état dyspepsique lié à la diathèse urique. Il y a de la cardialgie, des éructations, des oppressions et souvent de la somnolence après le repas. On éprouve un sentiment de plénitude à l'épigastre, et quelquefois, en outre, cette région est douloureuse; la région hépatique est quelque peu tuméfiée; le bord du foie s'abaisse au-dessous des côtes et se montre sensible à la pression. La langue est chargée, rouge à la pointe et sur les bords; en même temps, la bouche est amère et pâteuse, la salive paraît souvent plus visqueuse que dans l'état normal. Il y a habituellement de la constipation : les matières fécales sont dures; elles présentent une coloration tantôt très-foncée, tantôt grisâtre et comme argileuse : cette dernière circonstance indique une insuffisance de la sécrétion biliaire. L'urine est rare, haute en couleur, très-acide; par le refroidissement, il s'y forme un dépôt abondant d'urates ou un sédiment composé d'acide urique cristallisé, et dont la coloration varie du rouge brique au jaune pâle.

Il est admis aujourd'hui : 1° que la Goutte, comme la Gravelle, est une maladie non-seulement nuisible à la constitution, mais, en outre, destructive de l'organisation des tissus particuliers qu'elle affecte, ce qui ne tend à rien moins qu'à raccourcir la vie et à la rendre misérable; 2° qu'elle peut être influencée par l'art d'une manière utile et complète, ainsi que toute autre maladie dangereuse; 3° que l'accès peut être immédiatement soulagé dans ses nombreux symptômes, et matériellement diminué pour sa durée; 4° qu'enfin la plupart de ses conséquences naturelles funestes peuvent être prévenues avec du temps et des soins, et par des moyens qui, en détruisant la maladie, tendent en même temps à rétablir la constitution.

La Goutte et la Gravelle sont réellement les deux sœurs; leur seule différence consiste en ce que la Goutte retient les matières concrètes en excès dans les tissus et principalement dans les articulations, tandis que la Gravelle s'en débarrasse par les urines. — Parfois la Gravelle, venant à paraître franchement chez un malade, le débarrasse de la Goutte en emmenant par les reins les matières en excès; jamais, par son apparition, la Goutte ne guérit un malade atteint de Gravelle, l'existence de la Goutte étant la preuve que les reins ne suffisent plus à l'élimination. — Elles sont héréditaires l'une et l'autre, et s'établissent souvent indistinctement et séparément chez les divers membres d'une famille.

Quant au rhumatisme et à la Goutte, affections que bien des malades confondent, leur différence est énorme. Tandis que la Goutte procède de dedans en dehors, le rhumatisme, au contraire, procède de dehors en dedans. — La Goutte, comme la Gravelle, a son origine dans une viciation de la digestion ; le rhumatisme a son origine dans le trouble ou la suppression des fonctions de la peau.

Le traitement *hygiénique* auquel cèdent le mieux la Goutte et la Gravelle est celui qui repose sur les indications suivantes : 1° diminuer la quantité de substances alimentaires azotées ; 2° éviter la réplétion trop grande de l'estomac ; 3° assurer l'accomplissement régulier des fonctions digestives, et entretenir la liberté du ventre ; 4° exciter l'activité fonctionnelle de la peau ; 5° favoriser l'écoulement des produits azotés qui se forment dans les reins. Tous les médecins, et les goutteux eux-mêmes, s'accordent à reconnaître l'efficacité d'un pareil régime, lorsqu'il est suivi avec rigueur et persévérance pendant longtemps, quelquefois durant la vie entière.

Nous nous bornons à indiquer cette influence heureuse et incontestée de la diététique, parce qu'elle sert à établir qu'un ensemble de modificateurs généraux est nécessaire pour combattre la diathèse goutteuse.

Comme règle générale, les goutteux et les graveleux pourront se soumettre au régime indiqué plus loin.

L'arthrite rhumatoïde (*arthrite rhumatismale chronique, rhumatisme goutteux, rhumatisme noueux, arthrite sèche*) est une maladie articulaire qui n'occupe point tout d'abord le gros orteil, mais bien d'autres jointures ; qui, à mesure qu'elle progresse, se distingue autant de la goutte que du rhumatisme, et qui, par conséquent, doit être désignée sous un nom particulier. Cette affection est moins douloureuse que la Goutte, mais la tuméfaction des jointures y est plus prononcée. Un de ses caractères les plus saillants, c'est d'amener une débilité profonde et durable, et de déterminer en deux ou trois ans un affaiblissement des membres que la Goutte légitime ne produirait pas dans l'espace de vingt années. (Garrod.)

Sous le nom de rhumatisme articulaire chronique, on ne doit pas entendre seulement la douleur qui persiste pendant un temps plus ou moins long dans les articulations. C'est le plus ordinairement une maladie constitutionnelle, caractérisée par des douleurs plus ou moins sourdes, et occupant une ou plusieurs articulations, avec des rémissions plus ou moins complètes. Les mouvements sont toujours assez gênés, et s'accompagnent d'un craquement très-rude entre les surfaces articulaires. Le rhumatisme chronique se complique presque toujours du rhumatisme musculaire. Il est très-rebelle et persiste avec une grande ténacité. Lorsqu'il est entretenu par l'action de causes permanentes et se généralise au point de rendre tous les mouvements impossibles, des troubles viscéraux très-variés surviennent, la nutrition s'altère, et les malades, depuis longtemps perclus, infirmes, déformés, finissent par succomber après de longues et horribles souffrances.

Le diagnostic différentiel de la Goutte, du rhumatisme articulaire aigu et de l'arthrite rhumatoïde, est le suivant : La *Goutte* est très-souvent héréditaire, beaucoup plus fréquente chez les hommes, survient rarement avant la puberté, et généralement beaucoup plus tard, provoquée par la bonne chère, le vin et la bière. Une ou plusieurs des petites articulations affectées dans les premières attaques, et spécialement le gros orteil. Douleur considérable, œdème et desquammation épidermique. N'amène pas l'inflammation aiguë des tissus du cœur. Mouvement fébrile, modéré, accès périodiques dans les premières attaques; la première attaque ne dure guère que huit à dix jours; sang riche en acide urique. Dépôt constant d'acide urique dans les cartilages et les ligaments enflammés; amène souvent une maladie des reins, produit souvent des concrétions tophacées à l'extérieur.

Le *rhumatisme* est moins souvent héréditaire que la

Goutte, plus fréquent chez les femmes, plus fréquent chez les personnes jeunes, et généralement avant l'âge mur; se rencontre surtout chez les sujets affaiblis; n'est pas produit par le vin, etc.; est provoqué par les refroidissements. Les grandes articulations plus souvent envahies que les petites, et généralement plusieurs à la fois. Douleur moins intense; œdème très-rare; cause souvent l'endocardite et la péricardite aigües. Mouvement fébrile considérable, trop accusé pour provenir seulement de l'inflammation locale; accès non périodiques. Les attaques durent généralement plus longtemps que celles de la Goutte. Pas d'acide urique dans le sang; aucun dépôt d'urate de soude; cartilages non ulcérés. N'a aucune tendance à produire une maladie des reins; ne produit jamais de tophus.

L'*arthrite rhumatoïde* est moins souvent héréditaire que la goutte; plus fréquente chez les femmes; aussi fréquente chez les sujets jeunes que chez ceux avancés en âge; amenée souvent par les causes débilitantes, et quelquefois provoquée par le froid. N'est pas amenée par le vin, etc. Grandes et petites articulations affectées également; moins de douleurs; tuméfaction considérable, souvent un peu d'œdème. N'a pas de tendance à produire les maladies du cœur; généralement peu de fièvre; pas de périodicité; la maladie est généralement progressive. Durée des attaques indéterminée; pas d'acide urique dans le sang, pas de dépôt d'urate de soude; cartilages ulcérés; n'a pas de tendance à amener une maladie des reins. Ne produit point de concrétions tophacées, mais cause souvent une tuméfaction considérable des articulations.

Un traitement raisonné et longtemps expérimenté de la Goutte et de la Gravelle m'a donné les plus beaux résultats que la thérapeutique puisse accorder. Mes médicaments, préparés avec soin par un habile pharmacien, le docteur Durand de Gray, ont le plus souvent laissé à leur suite guérison complète; toujours ils ont produit une amélioration profonde, une modification considérable de l'état morbide contre lequel ils ont eu à lutter. Ils sont toujours d'une innocuité complète.

TRAITEMENT DES ACCÈS DE GOUTTE.

Dès que les premières douleurs d'un accès de Goutte se font sentir, le malade doit prendre, le matin, à jeun, 4 pilules *antigoutteuses*.

FORMULE DES PILULES ANTIGOUTTEUSES.

R. Jéquitibine [1]......................... 2 50
   Colocynthine......................... 0 50
   Cinchonicine......................... 2 50
   Excipient........................... Q. S.

f. s. a. 50 pilules.

Continuer 4 pilules par jour, pendant trois jours; ce temps écoulé, l'accès de Goutte aura disparu. Ne manger, très-peu, que quatre heures après avoir pris ces pilules.

En même temps que les pilules anti-goutteuses, le malade prendra aussi chaque jour, le matin, l'après-midi et le soir (une heure avant ou deux heures après les repas), une bonne cuillerée à café de sel de frêne dans un verre d'eau sucrée à volonté avec du sirop de groseilles.

PRÉPARATION DU SEL DE FRÊNE.

R. Cendres d'écorce de frêne.

Traiter par lixiviation hydro-alcoolique, filtrer, évaporer au bain-marie jusqu'à siccité et conserver dans un flacon bien bouché, à l'abri de l'humidité.

---

1. La Jéquitibine est le principe actif du Jéquitiba qui croît dans l'Amérique du Sud, notamment au Brésil. Dans cette contrée que j'ai

Ce sel de frêne agit chimiquement sur la crase du sang, en même temps que les pilules antigoutteuses éliminent les produits morbides qui ont déterminé l'accès.

Le sel de frêne renferme plusieurs acides organiques combinés avec la potasse; c'est le meilleur des lithontriptiques et conséquemment des dissolvants des concrétions de la Goutte. Il entre par absorption directe dans le sang et se transforme en carbonate naissant soluble. Le carbonate, à l'état naissant dans le lascis capillaire, aide à la métamorphose et à l'excrétion des éléments anormaux du sang et à leur élimination consécutive par les reins.

Lorsqu'un Goutteux a été tenaillé depuis longtemps par sa cruelle maladie, il arrive quelquefois que son accès, presque éteint par les pilules antigoutteuses, ne se termine cependant pas complétement au bout de trois jours; il est alors obligé de continuer ses pilules et son sel à faible dose, c'est-à-dire 2 pilules antigoutteuses par jour et une cuillerée à café, chaque matin, de sel de frêne dans un verre d'eau sucrée.

GOUTTE INVÉTÉRÉE.

La Goutte blanche, invétérée, atonique, est modifiée très-avantageusement et la plupart du temps guérie par l'usage journalier, pendant un an ou deux, d'une ou de deux capsules de mon *Éthérolé de genièvre.*

explorée pendant plusieurs années, le Jéquitiba est connu des indigènes comme le spécifique des douleurs articulaires : depuis que je l'emploie, j'ai pu me convaincre que c'est un médicament héroïque dans les accès de Goutte et les douleurs rhumatismales.

Dans la Goutte invétérée, le malade fera bien de suivre un régime tonique, de se garder de boire des vins trop acides pour son estomac ; il devra leur préférer les vins d'Espagne ou notre vin du Roussillon, le seul qui, en France, jouisse des propriétés de ceux de la Péninsule.

GRAVELLE

CALCULS VÉSICAUX.

Le mot *gravelle*, qui est un diminutif de *gravier*, ne saurait indiquer autre chose que des graviers très-petits ; mais, en pathologie, il doit désigner l'ensemble des symptômes qui précèdent, suivent ou accompagnent la présence de ces concrétions dans les urines.

La Gravelle est constituée tantôt par une poussière très-fine, et tantôt par de petits grains sablonneux, dont le volume varie de celui d'une tête d'épingle à celui d'un pois environ. Dans le premier cas, la poussière qui la forme est seulement mêlée à l'urine, et se reconnaît immédiatement sur les parois et au fond du vase dans lequel ce liquide est rendu, ou bien elle est en combinaison intime avec elle, et s'en sépare seulement par le refroidissement. La poussière de la Gravelle est ordinairement jaunâtre ou rougeâtre, elle est alors formée d'acide urique ; d'autres fois, elle est grise ou blanchâtre, et composée de sels alcalins, phosphate de chaux, phosphate ammoniaco-magnésien ; et, lorsque l'occasion se présente d'examiner, après la mort, les reins d'un sujet atteint de la Gravelle, on trouve dans les calices, dans le bassinet, dans l'uretère, une certaine quantité soit de sable urique, soit des sels alcalins précédents, lesquels se montrent sous forme d'un dépôt blanc, amorphe, semblable à de la craie délayée dans de l'eau. Un ou plusieurs petits calculs existent souvent en même temps dans ces organes ; autour d'eux la membrane muqueuse est rouge, enflammée, couverte d'une exsudation de matière muqueuse et purulente. Les calculs sont uniques ou multiples, anguleux ou arrondis, lisses ou hérissés d'aspérités plus ou moins saillantes. Les graviers les plus communs qu'on rencontre dans les reins sont formés d'acide urique, comme la poussière de la Gravelle, d'urate d'ammoniaque ou de phosphate ammoniaco-magnésien. Le poids et le volume des calculs rénaux proprement dits varient : ainsi ils peuvent offrir les dimensions d'une noisette, d'une noix, d'un gros œuf de poule ou même être plus gros encore. Les calculs qui s'arrêtent dans l'uretère sont toujours moins volumineux que ceux qui demeurent dans le bassinet ; ils peuvent cependant acquérir des dimensions de beaucoup supérieures au calibre naturel de ces conduits. La forme des calculs rénaux est très-variée, en raison du peu de régularité des cavités dans lesquelles ils se développent : ils sont arrondis, oblongs, ovalaires, taillés à facettes, quand ils sont multiples ; ou bien présentent des ramifications, des prolongements à l'aide desquels ils s'enfoncent dans l'intérieur des calices ou à l'entrée de l'uretère, et qui leur donnent un aspect branchu. Les calculs sont quelquefois percés à leur centre d'un trou, ou creusés à la surface d'une rigole, qui permettent l'écoulement de l'urine et du pus. Ceux qui sont arrêtés dans l'uretère ont une forme générale allongée ; ils peuvent d'ailleurs occuper les différents points de la longueur de ce conduit et exister à son embouchure dans le bassinet et vers sa partie moyenne, ou près de son extrémité vésicale. La couleur ne varie pas moins que la forme et le volume. Les concrétions formées dans le rein, que le malade expulse sous forme de Gravelle à mesure qu'elles se produisent, sont généralement d'une teinte *fauve*, tirant plus ou moins sur le *rouge* ou sur le *jaune* ; celles qui séjournent et croissent dans le rein offrent des nuances plus variées : elles sont *blanches, grises, jaunes, brunes, noi-*

râtres ; souvent, d'ailleurs, la coloration n'est pas la même à la surface du calcul et dans son intérieur. La partie centrale qui correspond au noyau du calcul est alors plus foncée en couleur que les autres parties. — Les calculs sont homogènes ou bien composés de plusieurs couches concentriques, emboîtées les unes dans les autres, dont la couleur ainsi que la composition chimique est souvent différente. Sous le rapport de la consistance, les uns sont durs comme un caillou, les autres se brisent avec une grande facilité. La consistance varie d'ailleurs pour un même calcul, selon qu'il est desséché ou pénétré de liquides. Examinées au point de vue de leur composition chimique, les concrétions rénales sont formées de substances qui sont, pour les principales : l'acide urique pur, l'urate d'ammoniaque, le phosphate d'ammoniaque et de magnésie, les phosphate, oxalate et carbonate de chaux, l'oxyde cystique, etc. Assez souvent le centre du calcul est formé d'acide urique, pendant que les couches extérieures sont, au contraire, constituées par un sel alcalin, phosphate ammoniaco-magnésien, isolés ou réunis. L'urine devenue alcaline par le fait de la *pyélite,* que l'existence urique a déterminée, explique le développement de ces couches successives de sels alcalins. Les graviers bruns ou d'un brun grisâtre sont souvent formés d'oxalate de chaux coloré par du sang ou des matières animales (Rayer). La composition chimique des calculs influe sur leur consistance. Ceux d'acide urique sont plus denses et plus durs que ceux formés par des phosphates alcalins (Civiale). Irrité, enflammé par la présence d'un ou de plusieurs calculs, le rein est ordinairement augmenté de volume ; parfois, au contraire, il est atrophié et réduit à une capsule membraneuse serrée autour d'un calcul ou entièrement vide (Civiale). Le bassinet et les calices peuvent être eux-mêmes enflammés, leurs parois épaissies, injectées, ulcérées (pyélite calculeuse) ou seulement dilatées. La dilatation se fait alors à la fois et par la difficulté qu'éprouve l'urine à passer dans l'uretère : tantôt l'urine, amassée au-dessus de l'obstacle, dilate en même temps le bassinet, le calice et le rein lui-même, dont elle refoule et atrophie la substance ; il en résulte alors cette tumeur liquide connue sous le nom d'*hydropisie rénale, hydronéphrose;* d'autres fois la dilatation est partielle, et porte seulement sur l'uretère ou sur le bassinet, ou même uniquement sur l'un des calices. M. Rayer a décrit sous le nom de *kystes urinaires et calculeux* les dilatations partielles du rein provenant de l'obstruction du goulot des calices et de leur ouverture dans le bassinet. Les calculs n'occupent ordinairement qu'un seul uretère, mais il peut y en avoir plusieurs dans le même conduit (docteur Trumet).

La Gravelle peut exister longtemps sans donner lieu à aucun accident; on voit beaucoup de personnes rendre fréquemment des calculs et même en garder dans les reins de très-volumineux, sans en être sensiblement incommodées : ces calculs se forment quelquefois dans la propre substance du rein, le plus souvent dans son bassinet, et offrent des variétés relatives à leur volume. Les uns sont petits et ressemblent au sable le plus fin, d'autres ont la grosseur de petits pois, etc...; mais il arrive souvent qu'ils sont évacués avec difficulté ou que leur présence détermine une irritation dans les reins, ordinairement appelée *accès* ou *colique néphrétique.* Alors le malade éprouve une agitation extrême, quelquefois des nausées, des vomissements, une douleur très-aigüe dans la région lombaire ; il y a rétraction du testicule; l'urine est supprimée ou rendue en petite quantité, le ventre peu tendu, et l'on s'aperçoit facilement que la vessie contient peu d'urine ; le pouls est fréquent, serré, inégal, parfois imperceptible. Cet état peut cesser et reparaître plusieurs fois en vingt-quatre heures, ou se prolonger pendant plusieurs jours avec des intermittences de courte durée et finir par la mort. Dès que l'accès a cessé, l'urine est limpide, aqueuse, parfois trouble, sanguinolente; elle coule avec abondance

Phosphate de chaux, phosphate de magnésie, phosphate double d'ammoniaque et de magnésie, parfois carbonate de chaux.

Dans ces cas l'urine est neutre ou alcaline. — Les concrétions phosphatiques sont généralement molles, granuleuses, non cristallisées, à part celles de phosphate d'ammoniaque et de magnésie ; elles durcissent à l'air après l'expulsion.

Calculs rares.

Oxalate de chaux, rare en sédiments ou en graviers ; se trouve plus souvent dans les pierres, mêlé à l'acide urique et aux phosphates.

D'une couleur brune, les calculs d'oxalate sont peu volumineux, très-durs, très-denses et rugueux comme des mûres ; sont appelés calculs mûraux. — Se trouvent dans les urines acides. — Presque tous les aliments végétaux, les boissons fermentées, le levain du pain, contiennent des principes oxaliques.

L'affinité de l'acide oxalique pour la chaux est telle, qu'il ne peut guère se trouver mêlé au bol alimentaire sans y rencontrer des principes calciques plus que suffisants pour le saturer, le rendre insoluble et lui faire ainsi prendre la voie intestinale au lieu de la voie rénale.

Cystine et Xanthine.

Calculs très-rares. — *Cystine :* concrétions jaunâtres, demi-transparentes comme la cire ; — cassure brillante, aiguillée. — Chimiquement, la Cystine se rapproche plutôt de certains corps gras excrémentitiels, tels que la cholestérine, qui joue un rôle important dans les calculs biliaires. *Xanthine* ou *acide ureux :* calculs peu volumineux, couleur fauve brunâtre, surface luisante, cassure lamelleuse et micacée.

Calculs pileux.

Très-rares ; concrétions de phosphate de chaux, feutrées de poils très-fins ; — ne peuvent guère s'expliquer que par la rupture, sur un point quelconque, des cavités urinaires de l'un de ces kystes remplis, eux aussi, de productions pileuses.

TRAITEMENT DES ACCÈS DE GRAVELLE.

Lorsqu'un accès de Gravelle (crise, colique néphrétique) se déclare, on prend chaque demi-heure

3 capsules d'Ethérolé de Genièvre.

Ce médicament, dont l'effet sur les reins est très-actif, abrège considérablement les tortures de la crise et il est rare que le malade soit obligé de prendre plus de *douze capsules.*

L'Ethérolé de Genièvre délite les graviers, les calculs rénaux et les expulse très-facilement ; c'est le meilleur médicament contre la Gravelle. Il débarrasse en un instant le patient d'une crise ou colique néphrétique, et en prévient le retour par l'activité fonctionnelle qu'il communique aux reins.

Dès qu'un graveleux s'aperçoit d'un dépôt dans son urine, il doit s'empresser de prendre, pendant quelques jours, le matin à jeûn, une cuillerée à café de *sel de frêne* (dans un verre d'eau sucrée avec du sirop de groseilles) et, le soir, 2 capsules d'Ethérolé de Genièvre.

GRAVELLE BILIAIRE

Calculs biliaires.

Des concrétions pierreuses peuvent se former dans les principaux canaux biliaires, dans la vésicule du fiel et même dans le parenchyme hépatique ; elles se présentent soit sous forme de *Gravelle*, soit sous forme de *calculs biliaires*.

La *Gravelle biliaire* se présente sous forme de poussière plus ou moins ténue, et ne diffère des calculs que par le volume et le défaut d'une apparence organisée.

Les *calculs biliaires* sont presque toujours multiples, et on les compte quelquefois par vingtaines, par centaines. Pour qu'un calcul n'appartienne pas à la gravelle, dit M. Fauconneau-Dufresne [1], il faut au moins qu'il ait une apparence de la structure que je vais indiquer, et pour cela il doit être au-dessus du volume d'une très-petite lentille. Le volume des calculs a donc pour point de départ cette dernière dimension, d'où il s'élève graduellement pour atteindre parfois celle d'un gros œuf de poule ; leur poids, qui communément ne dépasse pas 50 à 60 centigrammes, peut aller jusqu'à 100 grammes ; leur couleur, rarement blanche, rappelle celle de la bile où ils macèrent ; elle est en général grise ou jaune verdâtre, et dépend, du reste, de la quantité de matière colorante qui leur est combinée ; leur figure, s'ils sont uniques, se rapproche

1. Maladies du foie et du pancréas.

plus ou moins de la forme ronde. Quand ils sont multiples, les frottements qu'ils exercent les uns sur les autres les rendent irréguliers, et ils offrent alors de nombreuses facettes circonscrites par des arêtes mousses. C'est ainsi qu'ils se comportent dans la vésicule. A l'entrée du canal cystique, ils sont de forme cônique ; dans les canaux biliaires, ils sont allongés, comme ces canaux eux-mêmes. L'expulsion d'un calcul à facettes indique donc qu'il y en a plusieurs dans la vésicule. Ordinairement fragiles, ils se réduisent par la pression en une poudre grasse au toucher. Si on les approche d'une bougie, ils prennent feu et brûlent avec incandescence.

Les calculs renfermés dans la vésicule biliaire peuvent y séjourner très-longtemps sans accident. S'ils y grossissent et qu'ils s'y multiplient, ils soulèvent quelquefois ce réservoir et peuvent être directement sentis chez les sujets maigres. Mais en général, différents troubles indiquent leur présence : la douleur à l'hypochondre droit et au creux épigastrique, voisin du canal cholédoque, est un des plus constants ; elle est ordinairement sourde, gravative, mais, de temps à autre, elle présente quelques exacerbations légères que les malades qualifient de *crampes d'estomac*. Elle se répand dans la partie correspondante du dos, dans le côté droit du thorax, dans l'épaule et dans la partie supérieure du bras, du côté droit. L'appétit est languissant, les digestions lentes, difficiles ; la constipation est habituelle, ou elle alterne avec la diarrhée ; les matières fécales sont décolorées ; l'urine, la peau et les conjonctives gardent une teinte ictérique permanente. Quelques sujets sont pris de vomissements à différents intervalles. En même temps, la nutrition languit, l'embonpoint s'efface, la physionomie s'altère. Il y a tendance au découragement, à l'hypochondrie. Les accidents restent modérés pendant un temps variable ; mais, un jour ou l'autre, la douleur s'exaspère, et on voit se déclarer une série de phénomènes aigus qui constituent la *colique hépatique*.

Mais par quel mécanisme un corps étranger peut-il parcourir ainsi les voies biliaires, dépourvues de fibres musculaires?

On comprend qu'un calcul de l'urèthre soit poussé au dehors par le poids de la colonne liquide qui le presse par derrière, et par la contraction du muscle vésical; qu'un calcul du rein chemine dans l'uretère jusqu'à la vessie, soumis qu'il est d'une manière directe à l'influence de la pesanteur et au poids du liquide qui s'accumule incessamment au-dessus de lui. Mais, de la vésicule à l'origine du canal cholédoque, il n'y a ni contraction musculaire ni colonne liquide pour constituer une *vis à tergo;* il faut chercher ailleurs l'explication du phénomène. Voici celle que donnait Trousseau. Le canal cystique, vivement irrité, s'enflamme; sa membrane interne sécrète une notable quantité de mucus, qui, d'une part, dilate ce conduit, et qui constitue, d'autre part, une *vis à tergo* accidentelle, à laquelle s'ajoute bientôt le poids d'une colonne de bile quand le calcul a atteint l'origine du canal cholédoque, d'ailleurs plus large lui-même.

TRAITEMENT.

Les malades, atteints de Gravelle biliaire (Gravelle du foie), doivent suivre le même traitement et le même régime que celui qui est indiqué page 28 pour la Gravelle urinaire.

RÉGIME A SUIVRE

Dans le traitement de la Goutte et de la Gravelle.

Il est nécessaire, pour les personnes atteintes de la Goutte et de la Gravelle, de diminuer la quantité des aliments et des boissons vineuses alcooliques, de ne pas donner à l'estomac plus de nourriture qu'il n'en peut digérer, de sortir toujours de table avec un peu d'appétit. Les grands mangeurs et ceux qui ne laissent pas reposer un seul instant les fonctions gastriques ne peuvent guérir.

Les viandes faciles à digérer, telles que le mouton, le veau, le bœuf de bonne qualité, la volaille, sont permises ; il en est de même des poissons à chair blanche. Au contraire, le porc, les viandes salées, les légumes crus, les mets fortement assaisonnés et les sauces relevées de goût, sont défendus.

La pomme de terre, les légumes cuits, les navets, les carottes, sont permis en quantité modérée. Tous les fruits à noyaux, ainsi que les pommes et les poires, sont défendus, à moins qu'on ne les cuise ; mais on peut manger des groseilles, du raisin, des oranges, pourvu que ce soit avec modération.

Les corps gras, tels que le beurre, les huiles, les graisses, qui sont les éléments les plus riches de la calorification, doivent être pris en très-juste mesure : il en est de même des aliments sucrés.

Toutes les substances qui possèdent des vertus médicinales, comme les épices, les aromates, sont sévèrement proscrites ; il en est de même de quelques végétaux, comme les asperges, le persil, l'oseille, le cerfeuil, les tomates, etc., en un mot tout ce qui peut masquer, entraver ou affaiblir l'action des médicaments administrés.

Vin étendu d'eau. — Pas d'eau-de-vie ni de liqueurs après le repas.

Les vins blancs acides et le vin de Champagne sont défendus ; pas de bière.

Le thé et le café légers ne doivent être pris qu'en petite quantité.

Pour prévenir le développement des phénomènes dyspepsiques, si la gastralgie, les éructations de gaz se manifestent, il faudra recourir au vin diastasé.

Habiter un endroit sec, exposé au midi, éviter toutes les transitions brusques de la chaleur au froid humide, changer promptement de vêtements lorsque ceux que l'on porte sont mouillés, ne boire que chaud si on a soif étant en sueur.

Les refroidissements sont pernicieux ; de bons vêtements de flanelle en sont les meilleurs préservatifs : il rétablissent les fonctions de la peau, qu'il est si important de voir en activité ; c'est pourquoi on doit toujours porter, en été comme en hiver, un gilet et un caleçon de flanelle pour maintenir à la peau une douce moiteur. Ce n'est point là une recommandation banale qu'on fait dans beaucoup de maladies, c'est une prescription de la plus grande importance, et si on néglige de s'y conformer, l'heureuse influence du régime sera moins prononcée, et les remèdes n'auront d'efficacité réelle qu'à cette condition que la peau sera couverte de vêtements de laine suffisants pour entretenir la transpiration insensible. De plus, en hiver, il sera indispensable de mettre tous les soirs dans son lit, avant de se coucher, l'appareil appelé *moine*, et, en été, de deux jours l'un, mais le matin, après son lever. Cela, dans le but de dissiper la vapeur d'eau condensée dans la literie, l'humidité étant l'ennemi contre lequel il faut se prémunir.

Les bains de vapeur sont défendus ; ils affaiblissent beaucoup et exposent aux refroidissements. La transpiration déterminée par les vêtements de flanelle , et par quelques préparations pharmaceutiques est préférable.

Le bain tiède doit faire partie du régime habituel : il calme, délasse, rafraîchit ; il augmente la transpiration cutanée et la sécrétion des urines ; il faut éviter avec soin les refroidissements qui suivent quelquefois son administration.

Les distractions, absolument nécessaires à ceux que les travaux de la pensée et de l'intelligence retiennent trop souvent dans leur cabinet, seront choisies surtout parmi celles qui nécessitent un exercice musculaire, des mouvements corporels actifs, mais jamais excessifs.

L'excitation des fonctions de la peau est éminemment salutaire ; on doit exercer matin et soir des frictions sèches sur toute la surface du corps, avec un tissu de laine, un linge rude, une brosse douce, un gant de crin, et les prolonger pendant dix minutes.

Les Anglais et les Hollandais emploient souvent ces frictions. Dans les pays humides et chez les personnes qui mènent une vie sédentaire, les frictions sèches sont très-utiles, car l'humidité de l'air et le défaut d'exercice ralentissant beaucoup la transpiration cutanée, l'action de la brosse, qui cause sur la peau une légère irritation, détermine les humeurs à s'y porter en plus grande quantité. Ces sortes de frictions sont recommandées aux sujets lymphatiques, dont la fibre relâchée jouit de peu de sensibilité ; elles servent à rétablir l'exhalation par les pores de la peau et à opérer ainsi dans la marche des fluides un changement favorable à la marche des maladies.

Si l'on jette un regard sur ce que les plus anciens médecins ont écrit sur la diététique, il est facile de se convaincre du grand cas qu'ils faisaient des frictions sèches ; ils leur accordaient la propriété de relâcher les chairs, de rendre la peau plus transpirable, de lui donner plus de chaleur, de répandre d'une manière plus égale les éléments de la nutrition , d'augmenter l'embonpoint, de le diminuer dans quelques cas. Suivant le rapport de Suétone, c'est à leur usage que l'empereur Vespasien dut la conservation de la santé.

Le massage des muscles est très-salutaire aussi aux goutteux.

L'importance de pareils soins n'échappera à personne, si l'on veut bien songer que la transpiration cutanée élimine constamment une grande quantité de matières acides, et que, par conséquent, la suppression des fonctions de la peau rend le sang moins alcalin et peut provoquer, par suite, des accès de goutte. Les affections catarrhales, rhumatismales, qui règnent épidémiquement sous l'influence de certaines conditions atmosphériques — froid et humidité — sont déterminées par ce fait, que l'air étant saturé d'humidité, la perspiration cutanée ne s'effectue plus dans ses conditions normales. Dès lors, des matériaux usés et qui doivent être rejetés au dehors par la transpiration insensible sont retenus dans le sang et, pour être éliminés par les reins, provoquent un mouvement fébrile plus ou moins intense. C'est pour ces diverses raisons que le froid agit souvent comme une cause excitante de la Goutte et de la Gravelle, tandis que le chaud en est au contraire un préservatif.

TRAITEMENT PRÉSERVATIF DE LA GOUTTE ET DE LA GRAVELLE.

La Goutte et la Gravelle étant engendrées par la même cause, le même traitement curatif doit être appliqué à ces deux manifestations de la même affection.

Le traitement consiste à prendre, aux époques équinoxiales, pendant deux mois de suite au printemps, et deux mois de suite à l'automne, le *préservatif* dont voici la composition :

PRÉSERVATIF DE LA GOUTTE ET DE LA GRAVELLE.	
R. Sel de Macquer....... 0 06 Fraxinine............ 0 10 Extrait d'Acore....... Q. S.	R. Iodhydrate d'ammo- nium. .... 6 Buxine............ 0 20 Extrait de Sapé (ana- therum bicorne)..... Q. S.
F. S. A. 60 pilules. Prendre **une** pilule au com- mencement des deux princi- paux repas, soit **2** par jour.	F. S. A. 60 pilules. Prendre deux pilules le matin en se levant, on peut man- ger une demi-heure après.
Flacon blanc.	**Flacon bleu.**

Indépendamment de ce traitement, qui suffit huit fois
sur dix pour empêcher la Goutte et la Gravelle de reparaître (surtout lorsqu'on s'est soumis scrupuleusement au
régime que je viens d'exposer), bon nombre de malades,
dans le but d'extirper les profondes et dernières racines de
la maladie et de les empêcher de se reproduire,
prennent, tous les 15 jours, le matin à jeûn,

pour la Goutte,

4 pilules antigoutteuses;

pour la Gravelle,

4 capsules d'éthérolé de genièvre,

et cela toute l'année.

---

*Le traitement que je viens d'exposer permet au malade
de se traiter seul ou de se faire diriger par son médecin
particulier, qui peut prescrire mes médicaments, dont j'ai
donné les formules.*

*Si le malade a un embarras quelconque à élucider, il
peut s'adresser directement à moi, même par correspon-*

dance, attendu que la Goutte et la Gravelle sont des affec-
tions qui se révèlent sans conteste possible, aussi bien
définies pour le malade qu'elles le sont pour le médecin.

RÉSUMÉ THÉORIQUE

Ma médication ayant pour but de rétablir l'équilibre des fonctions désharmonisées, de ramener à l'état physiologique la peau et les muqueuses, ne peut jamais révolutionner l'économie d'un malade; elle est donc toujours sans danger.

1° Les pilules antigoutteuses éliminent les produits morbides.

2° Le sel de frêne agit chimiquement sur le sang, rend solubles les sels qu'il contient.

3° Le préservatif a deux actions :

L'une résolutive, directe sur la composition intime du sang, *sur sa crase;*

L'autre assimilatrice, action réflexe, forçant la nutrition à être parfaite.

4° L'éthérolé de genièvre agit sur les reins et sur la peau.

La Goutte et la Gravelle n'étant que des affections fonctionnelles et non organiques, il est donc facile de les guérir en remplissant les franches indications thérapeutiques qu'elles présentent.

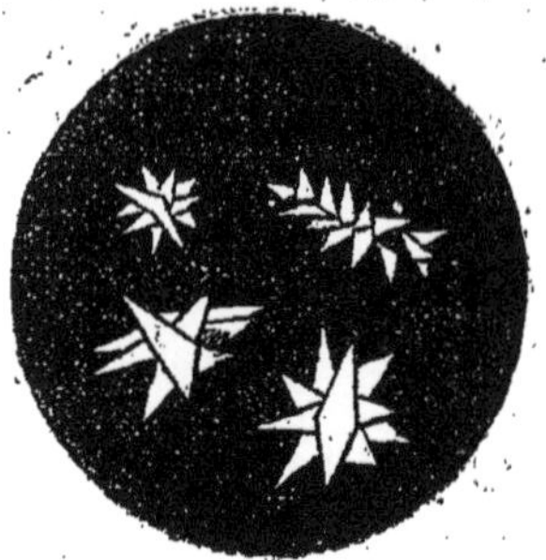

Acide urique

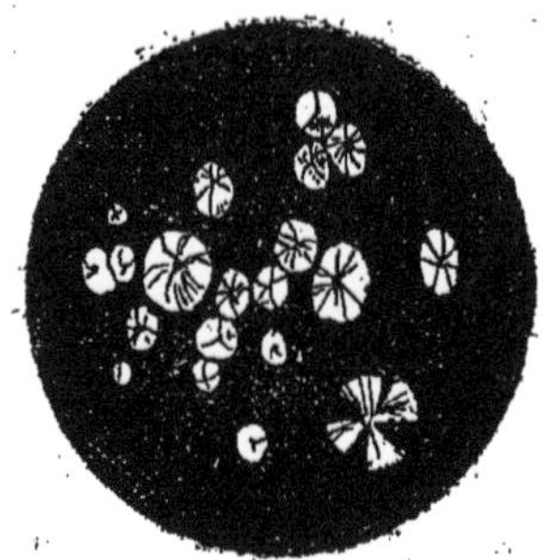

Urate d'ammoniaque

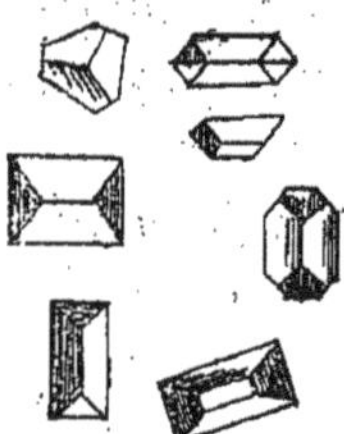

Prismes
de phosphate am-
moniaco magnesien
neutre

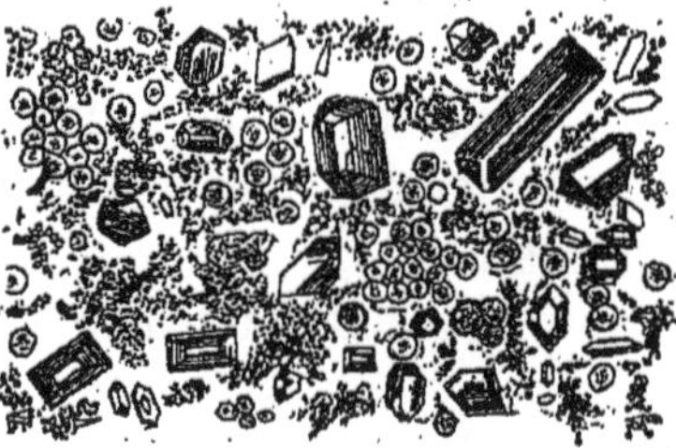

Mucus et phosphate ammoniaco
magnésien

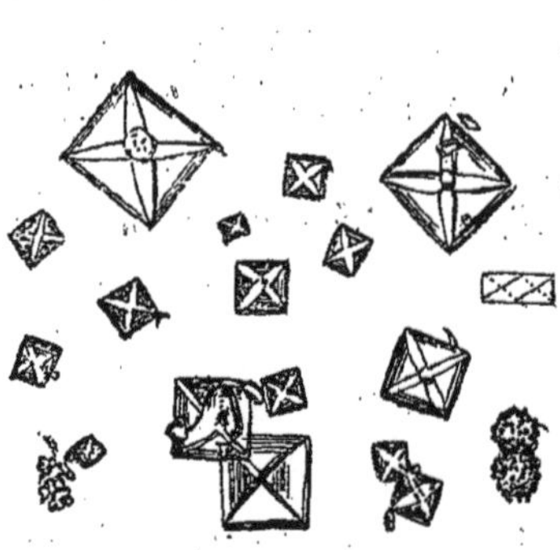

Oxalate de chaux vu au microscope

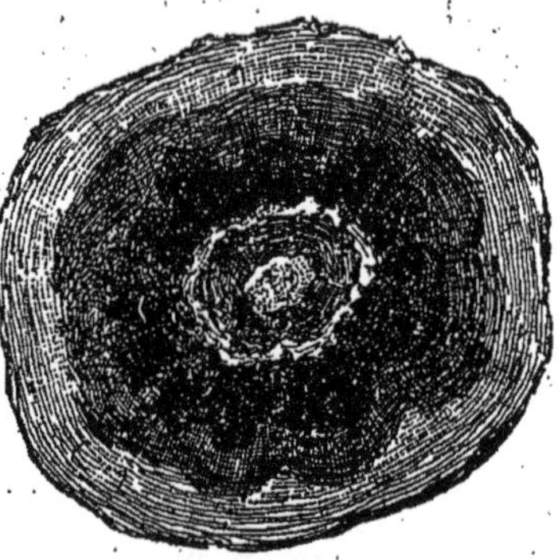

Calcul formé de couches alternatives
d'oxalate de chaux, d'acide urique et
de phosphate
ammoniaco magnésien

RÉSUMÉ DU TRAITEMENT

DE

LA GOUTTE ET DE LA GRAVELLE

TRAITEMENT

DES ACCÈS DE GOUTTE

PILULES ANTIGOUTTEUSES

DU DOCTEUR QUARANTE.

Dès que les premières douleurs d'un accès de Goutte se font sentir, le malade doit prendre, le matin à jeûn, 4 pilules ANTIGOUTTEUSES.

Continuer 4 pilules par jour pendant 3 jours; dans les 12 premières heures, l'acuité cesse; après les trois jours, l'accès aura disparu.

Ne manger très-peu que 4 heures après avoir pris ces pilules.

SEL DE FRÊNE

DU DOCTEUR QUARANTE

En même temps que les pilules ANTIGOUTTEUSES, le malade prendra aussi chaque jour, le matin, l'après-midi et le soir (une heure avant ou deux heures après les repas), une bonne cuillerée à café de sel de frêne dans un verre d'eau sucrée à volonté avec du sirop de groseilles; soit 3 cuillerées par jour.

Pour plus amples renseignements, voir page 18.

Les pilules Antigoutteuses et le sel de Frêne réussissent très-bien, aux mêmes doses, dans le rhumatisme et le rhumatisme articulaire; mais le préservatif, conseillé plus loin, est inutile dans ces maladies, les indications diathésiques n'étant plus les mêmes.

TRAITEMENT
DES ACCÈS DE GRAVELLE
(Colique Néphrétique)

ÉTHÉROLÉ DE GENIÈVRE
DU DOCTEUR QUARANTE.

Lorsqu'un accès de Gravelle (crise, colique néphrétique) se déclare, on prend, chaque demi-heure, 3 capsules d'éthérolé de genièvre.

Ces capsules, dont l'effet sur les reins est très-actif, abrègent considérablement les tortures de la crise, et il est rare que le malade soit obligé d'en prendre plus de douze.

Le malade peut prendre aussi avec avantage, comme lithontriptique, le sel de frêne, conseillé également contre la Goutte. (Voir page 28.)

PRÉSERVATIF
DE
LA GOUTTE ET DE LA GRAVELLE
PAR
LE DOCTEUR QUARANTE

La Goutte et la Gravelle étant engendrées par la même cause, le même traitement curatif doit être appliqué à ces deux affections. Ce traitement consiste à prendre, pendant deux mois de suite au printemps, et deux mois de suite à l'automne, le PRÉSERVATIF indiqué page 35.

Un mois ne suffit pas à chaque saison, deux mois sont nécessaires pour rendre stables les résultats acquis le premier mois.

Paris. — Imprimerie Viéville et Capiomont, 6, rue des Poitevins.

9 782014 082135